PASO A PASO:

Mis primeros tres meses

Consejos pediátricos del Dr. Meyer Magarici

Diseño gráfico y diagramación: Editorial Medata

ISBN-13: 978-1985688506

Contenidos

Trabajo de parto

Después que ingresamos al centro hospitalario, nos pasaron a una sala donde mamá tendría que realizar el "trabajo de parto", es decir, hasta que por medio de las contracciones uterinas el cuello de su útero se dilatara lo suficiente para que yo pudiera salir. Después de algunas horas, que me parecieron interminables, su médico obstetra decidió que, ya que todo se desarrollaba normalmente, era el momento de pasar a la sala de partos. Caso que no hubiese dilatado lo suficiente o que se presentara alguna complicación, me hubieran extraído por medio de una cesárea en el quirófano.

La sala de partos

Acostaron a mamá en la camilla ginecológica de una sala inundada de luz y ruido, rodeada por médicos y enfermeras. Recuerdo que hacía mucho frío porque tenían puesto el aire acondicionado a muy baja temperatura para evitar la contaminación bacteriana y prevenir cualquier tipo de infecciones.

Durante las 40 semanas que estuve dentro del útero, mamá cumplió con mis funciones vitales: su corazón y pulmones oxigenaban mi sangre, traían mis nutrientes y extraían mis desechos, manteniéndome en un ambiente tranquilo, silencioso y tibio y protegiéndome de infecciones. Al momento de nacer, no me quedó más remedio que ocuparme de todas esas funciones ya que, cuando cortaron mi cordón umbilical, su sangre dejó de llegarme. Eso me estimuló para comenzar a respirar, pero quise que escucharan mi primer grito de enérgica protesta.

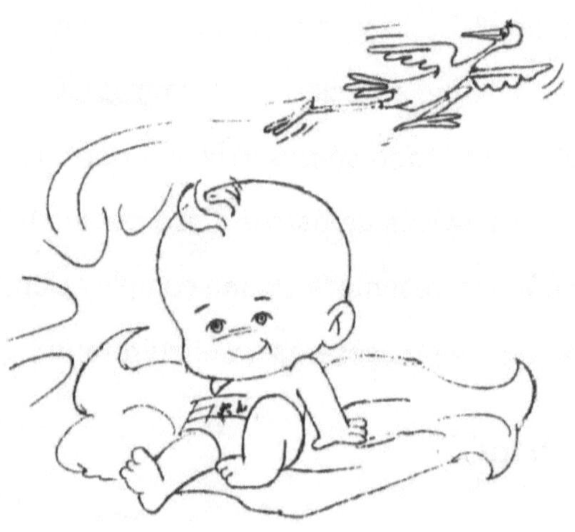

Reanimación del recién nacido

El médico pediatra me cargó hasta una pequeña camilla que estaba calientita, porque tenía una lámpara especial y procedió a limpiar mi nariz y vía respiratoria.

Luego me examinó rápidamente mediante la **"Prueba de Apgar"**. Cinco minutos después repitió la misma prueba. Mediante esta prueba pudo conocer en que condición física me encontraba después del parto. El pediatra evaluó cinco aspectos: mi actividad y tono muscular, frecuencia cardíaca, irritabilidad refleja, coloración y esfuerzo

8

respiratorio. Utilizó una escala de 0-1-2, donde 0 equivale a ausente, 1 corresponde a débil y 2 a normal. La puntuación que los bebés pueden obtener va del 0 al 10. La puntuación más alta posible es 10, sin embargo, pocos la tienen.

Se considera que un bebé que obtiene una puntuación de siete o más al primer minuto después del nacimiento se encuentra en buenas condiciones generales de salud. Sin embargo, una puntuación inferior no significa que sea anormal. Por ejemplo, una puntuación entre cuatro y seis indica que requiere la liberación de su vía respiratoria mediante succión de la flema que la está obstruyendo y oxígeno suplementario. Los bebés perfectamente saludables a veces obtienen una puntuación más baja de lo común, especialmente aquellos que son producto de embarazos de alto riesgo, cesáreas o partos complicados. Los valores más bajos son frecuentes en prematuros sanos, cuyo tono muscular es menor que el de los bebés que nacen a término. La mayoría de los recién nacidos con puntuaciones iniciales inferiores a siete eventualmente estarán bien. Un recién nacido con una puntuación inferior a cuatro puede requerir atención médica avanzada y medidas de emergencia como la administración forzada de oxígeno, líquidos, medicamentos, y observación en la Unidad de Cuidados Intensivos Neonatales.

La puntuación de Apgar no pronostica la salud del bebé a largo plazo. Fue diseñada para ayudar a los pediatras a conocer la condición física general de los recién nacidos, lo que determina con rapidez la necesidad de atención médica especial.

Cuando el pediatra terminó me pusieron un brazalete para identificarme y para que no confundieran con otro bebé. Me colocaron una pinza especial en el cordón umbilical y me presentaron a mamá. Ella me ofreció su pecho y, como tenía mucha hambre, tomé unas gotas de su leche, pero ella estaba cansada e incómoda y por eso me llevaron hasta el retén envuelto en una sábana para que no sintiera frío.

Retén de niños sanos

Para identificarme, apenas llegué al retén me pesaron, midieron e imprimieron las huellas de mis pies.

Al finalizar, me colocaron en una incubadora que me mantendría caliente hasta que mamá se recuperara del parto y pudiera recibirme en su habitación. La incubadora me ayudó a adaptarme gradualmente al cambio de la vida dentro de mamá al medio ambiente, manteniéndome en un ambiente estable con temperatura, oxigenación y humedad controlada.

Me quedé dormido en la incubadora y cuando desperté me sacaron de allí. Me acostaron en una camita y luego me pincharon en el talón. Después me aplicaron una inyección de vitamina K en el muslo para prevenir hemorragias. Eso dolió un poco, pero al rato ya no me molestaba. También me colocaron gotas con antibiótico en los ojos para prevenir infecciones.

Pruebas de tamiz neonatal

Durante las dos primeras semanas de vida se realizan pruebas sanguíneas que permiten detectar muchas enfermedades hormonales y metabólicas las cuales pudieran provocar deficiencias irreversibles en el desarrollo físico y mental del niño tales como, por ejemplo: la fenilcetonuria, la galactosemia, el hipotiroidismo congénito y la fibrosis quística. Cuando estas enfermedades son detectadas precozmente, es posible establecer un tratamiento médico adecuado que evite o aminore los problemas, en la mayoría de los casos.

Tamizaje auditivo neonatal

Permite evaluar si el recién nacido tiene algún déficit de audición. Consiste en el registro de la respuesta auditiva ante un estímulo. Generalmente se realizan en los primeros días de vida.

Consejos

- Al llegar a tu habitación procura que el bebé no se enfríe, abrigándolo adecuadamente y disminuyendo la intensidad del aire acondicionado.

- Si te llegan flores, colócalas fuera de la habitación, pues son un medio de contaminación y favorecen las alergias.

- Procura evitar la aglomeración de visitantes, especialmente cuando el bebé se encuentre en la habitación, ya que podrían contagiarlo. Los visitantes podrán observar al bebé a través de los ventanales del retén de niños sanos.

- No se recomienda las visitas de niños menores de 12 años, para evitar que se contagien de microbios intrahospitalarios y porque pueden contagiar al recién nacido.

- Si lo deseas y los médicos lo autorizan, puedes mantener al bebé en tu habitación durante todo el tiempo que dure su hospitalización.

¿Cómo es un bebé normal?

Peso y talla

En el pasado, los niños que pesaban menos de 2,500 Kg, se definían como prematuros. Actualmente se consideran las semanas de gestación y el peso para su clasificación, y así tenemos:

- Recién nacidos a término: entre 37 a 42 semanas de gestación.

- Recién nacidos pretérmino: menos de 37 semanas de gestación.

- Recién nacidos post-término: más de 42 semanas de gestación.

En estos tres grupos podremos encontrar bebés de peso adecuado, grande o pequeño para su edad gestacional y así tendremos nueve tipos diferentes de bebés:

- A término de bajo peso, de peso adecuado o de gran peso.

- Pretérmino de bajo peso, de peso adecuado o de gran peso.

- Post-término de bajo peso, de peso adecuado o de gran peso.

De esta manera se pueden explicar muchas de las diferentes características físicas y hasta psicológicas que pueden presentar los niños.

Los recién nacidos disminuyen aproximadamente 10% de su peso al nacer durante los primeros días, ya que eliminan líquidos acumulados. Por eso no debes preocuparte si no aumenta mucho de peso en la primera consulta pediátrica. Por otra parte, algunas enfermeras miden a los recién nacidos en posición vertical y en los consultorios se miden en posición horizontal, por eso no debes angustiarte si tu niño se "encoge" en su primera consulta.

La talla de un recién nacido a término normal va de 48 a 52 centímetros, sin embargo, esto también varía de acuerdo con su edad gestacional y así podremos ver bebés altos, normales o pequeños para su edad gestacional.

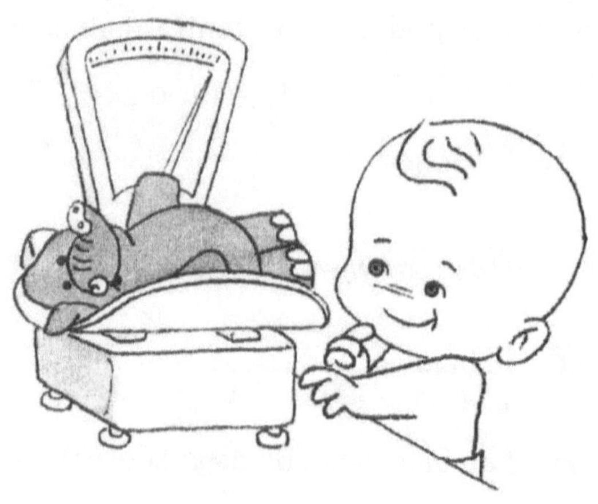

Gráficos de normalidad o percentiles

Después de pesar y medir a cada bebé, los pediatras llevamos los re-
sultados a curvas de crecimiento normal, que permiten conocer las
desviaciones de la normalidad y diferenciar a los bebés normales de
aquellos que presenten alguna alteración, por ejemplo, diferenciar a
los delgados de los desnutridos y a los gordos de los obesos, a los
pequeños de los enanos y a los altos de los gigantes.

En cada país se elaboran curvas de crecimiento normales para su po-
blación y así tenemos curvas británicas, americanas, españolas, venezolanas, argentinas, etc., que difieren entre sí, ya que las características poblacionales y el crecimiento de los niños son diferentes en
cada país debido a diversos factores, que veremos más adelante.

Cabeza

Circunferencia cefálica: es la medida del tamaño de la cabeza. Normalmente va de 33 a 37 centímetros, pero también varía con la edad
gestacional.

Fontanela ("mollera"): es una zona blanda que no ha finalizado su
osificación, localizada en la parte superior del cráneo. En la mayoría
de los niños se calcifica entre los nueve y dieciocho meses de edad.
La fontanela ha sido motivo de muchos mitos y algunas personas han
concebido ideas ilógicas sobre ella como, por ejemplo, que el bebé

"respira" por allí o que a través de ella puede penetrar el "mal de ojo". El hecho es que, a pesar de ser más blanda que el resto del cráneo, se le puede tocar, acariciar o peinar sin ningún inconveniente.

Céfalo-hematoma: es la acumulación de sangre con límites definidos, producida por tensión uterina y traumatismo del parto. Equivale a lo que llaman popularmente "chichón". Al tocarlo se nota un área fluctuante. Desaparecerá en una a dos semanas.

Caput sucedaneum: es una acumulación de líquido sin límites definidos, causada por presión de la cabeza contra el cuello uterino durante el parto. Se nota como un aumento de volumen suave del cuero cabelludo. Por lo general no causa complicaciones, resolviéndose espontáneamente al término de los primeros días de vida.

Alteraciones craneales: debido a la compresión de los huesos del cráneo que ocurre durante el embarazo y trabajo de parto, un hueso puede sobreponerse a otro para disminuir el tamaño de la cabeza y lograr el paso a través del canal vaginal. Esto produce una superficie irregular que podrás notar al pasar los dedos por su cabeza. A medida que crezca, la cabeza tomará su forma redondeada. Por otra parte, los pequeños bebés deben dormir siempre boca arriba, pero esta posición mantenida durante mucho tiempo puede producir el aplanamiento de la parte posterior del cráneo. Esto se denomina Plagiocefalia posicional. Puede evitarse acostando ocasionalmente al bebé boca abajo o sobre su lado, bajo tu vigilancia.

Dermatitis seborreica "costra láctea": son parches escamosos amarillentos y grasosos que suelen aparecer en el cuero cabelludo durante los primeros tres meses y que, a pesar de su nombre, no tiene nada que ver con el tipo de leche que consume. Es una condición común poco importante, que no produce picor ni molestias al bebé. Por lo general ocurre en el cuero cabelludo, pero también puede aparecer en la cara, orejas y cuello o en los pliegues de la piel, detrás de las rodillas, o en las axilas. Generalmente desaparece después de unas semanas, aunque en casos raros puede persistir durante más tiempo. Caso que tu bebé la presente, puedes eliminarla limpiando su cuero cabelludo con aceite para bebés.

Piel

Color: la piel del bebé es de color rojizo al nacer, debido a sus elevados valores de hemoglobina, mayores que los de un adulto. A medida que metabolice el exceso de hemoglobina, su piel se tornará sonrosada.

Ictericia fisiológica: muchos bebés presentan coloración amarilla de la piel, que puede aparecer después de las primeras treinta y seis horas de vida y desaparece hasta los diez días, producida por inmadurez en el metabolismo de la bilirrubina. Esto es completamente normal, sin embargo, cuando el color amarillo aparece antes, o es muy intenso, o se prolonga más tiempo, puede deberse a alguna anormalidad y se deberá consultar al pediatra.

Acrocianosis: es la coloración violácea alrededor de los labios o en las manos y pies, ocasionada por una circulación lenta en esas zonas. Esto es normal en los bebés que no muestran otros síntomas. Desparece en las primeras 48 horas de vida.

Cutis marmorata (piel marmórea): corresponde a un moteado de la piel en forma de red, que abarca tronco y extremidades de forma simétrica. Ocurre como respuesta vascular al frío y desaparece al calentar la piel.

Vérnix caseosa: los niños nacen cubiertos de una sustancia blanquecina grasosa, cuya función era mantener estable su temperatura durante la gestación. Dado que es pegajoso, en ocasiones resulta difícil retirarlo, lo que podrás lograr fácilmente utilizando aceite para bebés.

Lanugo: es una fina capa de vello frágil y delgado que cubre el cuerpo, especialmente en bebés pretérmino. No está relacionada con la cantidad de vello corporal que tendrá en su vida adulta y se caerá en poco tiempo.

Milium: son pequeños puntos blanco-amarillentos localizados en la frente, nariz, mejillas y mentón. Corresponden a quistes que incluyen epitelio córneo queratinizado. Desaparecen en poco tiempo.

Hiperplasia sebácea o acné neonatal: pequeñas pápulas (ronchas), de color más intenso que el milium, que corresponden a obstrucción de las glándulas sebáceas resultado de la exposición a hormonas maternas durante la vida intrauterina. Desaparecen espontáneamente con el tiempo.

Eritema tóxico: es la erupción pustular más común en los recién nacidos. Generalmente aparece al segundo o tercer día de vida. Las lesiones típicas son manchas rojas o ronchas de 2 a 3 mm que se convierten en pústulas. Cada una está rodeada por un área enrojecida semejando "picadas de pulga". Estas lesiones aparecen y desaparecen espontáneamente en cualquier parte del cuerpo, durante las primeras semanas de vida y, a pesar del nombre, no tienen ninguna importancia clínica.

Manchas color café con leche: lunares causados por aumento del pigmento melanina. Se considera que menos de seis de manchas de este tipo, menores de cinco milímetros, no tienen ninguna importancia clínica.

Naevi en llama: corresponden a dilataciones capilares presentes al nacimiento. Llamados popularmente "besos de ángel". Otra variante son las llamadas "mordida de la cigüeña", ubicadas en la nuca. Las ubicadas en los párpados toman varios meses en desaparecer, pero las que se encuentran en la frente o nuca, aunque se tornan menos intensas con el tiempo, pueden tomar más tiempo.

Manchas de Mongolia: son manchas de color violáceo, generalmente situadas en la región baja de la espalda, aunque pueden aparecer en cualquier parte del cuerpo, producidas por acumulación de pigmento. A pesar de su nombre, no tienen ninguna relación con el Síndrome de Down (mongolismo). Desaparecerán con el tiempo.

Descamación: en los primeros días de vida, la epidermis del recién nacido normalmente puede desprenderse en forma de pequeñas escamas.

Miliaria cristalina: son pequeñas vesículas de 1 a 2 mm, resultantes de la retención del sudor causada por la obstrucción parcial de las glándulas sudoríparas, debido a inmadurez. Estas pequeñas ampollas se rompen solas y se descaman, persistiendo pocos días.

Miliaria rubra (sudamina o "salpullido"): es una erupción rojiza de la piel causada por la obstrucción completa de las glándulas sudoríparas, que ocurre en las zonas cubiertas por la ropa. Para evitarlas, no utilices exceso de ropa, baña diariamente al bebé y mantenlo fresco.

Melanosis pustular transitoria: aparecen pústulas frágiles que se resuelven espontáneamente dejando manchas oscuras. Las pústulas desparecen en uno o dos días, pero las manchas tardan un poco más.

Cara

Edema palpebral: luego del parto, los párpados pueden verse hinchados, debido a la compresión que ejercen las contracciones uterinas, a traumatismo del parto o a los colirios que se utilizan en los retenes para prevenir infección. No requiere tratamiento, ya que desaparecerá en poco tiempo.

Color de los ojos: al nacer es frecuente que el iris esté pigmentado de color gris o azul claro. Se irá oscureciendo progresivamente durante los 6 primeros meses de vida a medida que el iris se va pigmentando. Las pupilas son pequeñas y suelen presentar dificultad para adaptarse a los cambios de luz. Es por ello que a los bebés pequeños les molesta la luz intensa.

Lágrimas: no suelen aparecer hasta los 3 meses.

Hemorragias sub-conjuntivales: algunos niños pueden presentar pequeñas hemorragias oculares, producidas por la presión que ejercen las contracciones uterinas sobre los ojos del bebé. Se observan como "estallido de cohete", no son importantes, no necesitan tratamiento y desaparecerán en pocos días.

Alineamiento ocular: muchos recién nacidos desvían la mirada hacia adentro o hacia afuera. Este estrabismo se considera normal, debido a que aún no han desarrollado completamente su visión y no enfocan bien. Por otra parte, el puente nasal de los recién nacidos es aplanado, y al mirarle los ojos, pareciera que los desvían, sin que esto ocurra realmente. Si persiste, deberás consultar con su pediatra.

Apéndices o fositas pre-auriculares: es común que muchos niños presenten pequeños apéndices o agujeros delante de las orejas. Por lo general no requieren tratamiento, aunque en ocasiones pueden estar relacionados con malformaciones de las vías urinarias.

Asimetría nasal: la nariz de algunos recién nacidos no luce simétrica, debido a la posición asumida durante la vida intrauterina. Caso que no exista dislocación del tabique nasal, la cual es poco frecuente, la asimetría desaparecerá espontáneamente con el tiempo.

Deformidad posicional de la mandíbula: debido a la compresión que ocurre durante el embarazo sobre la mandíbula, ésta podrá lucir asimétrica, sin embargo, recuperará su posición normal a medida que el bebé crezca.

Perlas de Epstein y Nódulos de Bohn: en el paladar se pueden observar abultamientos blanquecinos, que corresponden a cúmulos celulares, llamados Perlas de Epstein. Cuando se encuentran en las encías se llaman Nódulos de Bohn. Se considera que son remanentes de glándulas salivales. Son normales y desaparecerán en una a dos semanas.

Dientes: ocasionalmente se observa la erupción dental en los bordes de las encías de un recién nacido. No deben ser removidos a menos que sean móviles, presenten riesgo de aspiración o produzcan ulceraciones de la lengua.

Frenillo sublingual corto: aparece en aproximadamente 4% de los recién nacidos. Muchos pueden ser amamantados sin dificultad, pero en algunos casos es necesario cortar el frenillo para facilitar la lactancia materna.

Tórax

Respiración: los recién nacidos respiran por la nariz, no por la boca. La respiración puede ser irregular, con períodos rápidos y lentos o con pausas. Un bloqueo leve de las fosas nasales puede producir sibilancias o silbidos, que desaparecen al limpiar la nariz. También se pueden sentir vibraciones producidas por el movimiento de las secreciones a través de los bronquios, que no tienen ninguna relación con los procedimientos de liberación de flemas de su vía respiratoria al nacer. La frecuencia respiratoria normal del recién nacido es de 40 a 60 respiraciones por minuto.

Corazón: muchos bebés sanos presentan "soplos inocentes", producidos por la turbulencia del paso de la sangre a través del corazón. Estos soplos desaparecen espontáneamente a medida que crecen y no interfieren con una vida activa y saludable en general, por lo que no requieren ningún tratamiento. Enterarse que su niño presenta un soplo cardíaco puede ser una experiencia aterradora, pero no significa necesariamente la presencia de una malformación congénita fatal o de alguna anormalidad.

Crecimiento mamario: las glándulas mamarias pueden estar hinchadas y secretar leche, tanto en varones como niñas, debido al paso de hormonas femeninas maternas durante el embarazo. En ningún caso se deben "exprimir" con intención de vaciarlas, pues se infectan con facilidad, lo que se denomina mastitis del recién nacido, peligrosa infección que requiere tratamiento con antibióticos endovenosos.

Pezones supernumerarios: además de los pezones normales, pueden aparecer uno o más pezones adicionales, a lo largo de la llamada "línea mamaria". Esto no tiene ninguna importancia.

Xifoides prominente: en el centro del pecho de los recién nacidos, donde termina el esternón, puede verse el apéndice xifoides como un aumento de volumen rígido, ubicado en el centro del tórax. Esto es normal y con el tiempo se hace menos notorio.

Abdomen

Abdomen: se ve abultado, prominente, debido al escaso desarrollo de la musculatura y grasa abdominal.

Cordón umbilical: contiene 2 arterias y una vena. Se irá secando progresivamente hasta caerse después de la primera semana de vida. No debe presentar secreciones, aunque, después de su caída, la presencia de algunas gotas de sangre es normal.

Ombligo cutáneo: después de la caída del cordón umbilical, en algunos recién nacidos el ombligo queda hacia fuera entre 0,5 y tres centímetros, lo que se denomina "ombligo cutáneo", que con el tiempo se irá introduciendo hacia dentro. No requiere tratamiento.

Hernia umbilical: es el orificio que queda en los músculos del abdomen después de la caída del cordón umbilical. En la mayoría de los casos miden menos de un centímetro de diámetro y su tendencia natural es hacia el cierre progresivo y espontáneo, lo que ocurre generalmente en el transcurso de los primeros años de vida. No intentes cerrar el anillo umbilical utilizando fajas, adhesivos o cuerpos extraños, que pueden generar infecciones o retardar el proceso natural de cierre del anillo umbilical.

Diastasis de los rectos: en muchos recién nacidos se puede observar una protuberancia en la línea media del abdomen cuando aumenta la presión abdominal por el llanto o pujos. Esto se debe a la debilidad relativa de la unión entre los dos músculos rectos del abdomen. Desaparece espontáneamente con el tiempo, por lo que no requiere tratamiento.

Línea nigra: en muchos recién nacidos se observa una línea de color pardo que se extiende desde el ombligo hasta los genitales, causada por las hormonas maternas. No tiene ninguna importancia.

Genitales

Pigmentación: los genitales externos pueden verse más oscuros que el resto de la piel, debido a las hormonas maternas. Al igual que la Línea Nigra abdominal, no tiene ninguna importancia.

Lengüeta himeneal: por efecto de las hormonas femeninas maternas, en algunas niñas se observa una pequeña carnosidad que protruye del área vaginal. Con el tiempo este tejido retrocede a la vagina hasta desaparecer espontáneamente.

Flujo vaginal: durante la gestación los bebés reciben hormonas femeninas maternas. Al nacer desaparece su aporte y esta deprivación hormonal origina en las niñas la aparición de un flujo blanquecino-transparente y, en algunas, un sangramiento vaginal escaso (pseudomenstruación), que no deberán alarmar.

Perlas prepuciales: en la punta del prepucio pueden observarse pequeños nódulos blanquecinos que contienen queratina y que se exfolian espontáneamente con el tiempo. No contraindican la circuncisión.

Hidrocele: corresponde a la acumulación de líquido peritoneal en el escroto. Cuando su volumen no cambia se habla de hidrocele cerrado y su evolución natural es hacia la desaparición espontánea a lo largo de semanas o meses). No requiere tratamiento, sin embargo, cuando cambia de volumen (hidrocele abierto) podría requerir tratamiento quirúrgico.

Criptorquidia: cuando un testículo no desciende y, por lo tanto, no alcanza la bolsa escrotal. En muchos casos bajará espontáneamente durante el primer año de vida, pero cuando eso no ocurre se opera a partir del segundo año de edad.

Extremidades

Pliegue palmar transverso: es una variante de los pliegues de las palmas. Algunas veces se asocia con enfermedades genéticas.

Alteraciones posturales: el reducido espacio donde se debe acomodar un bebé durante su vida intrauterina, lo obliga a adoptar incómodas posiciones que pueden mantenerse después del nacimiento. Estas posiciones se enderezarán en los primeros 18 meses de vida, en la mayoría de los niños.

Simetría: los pliegues detrás de los muslos y las rodillas deben ser simétricas. Caso contrario, puede deberse a Displasia congénita de caderas, un problema ortopédico que requiere tratamiento.

Pie plano: los pies de todos los recién nacidos se ven planos ya que el arco aún no se ha formado. Los arcos deben completarse cuando el niño cumpla 2 a 3 años de edad.

Espalda

Fosita Pilonidal: muchos recién nacidos presentan una pequeña depresión donde termina la columna vertebral, que no tiene importancia. Se sugiere mantener la zona limpia, pues puede infectarse con facilidad.

Sistema nervioso

Tono muscular: los recién nacidos tienen el tono muscular aumentado y por eso mantienen los brazos y piernas permanentemente flexionados y los puñitos cerrados.

Reflejo de búsqueda: al tocar la comisura de los labios, girará la cabeza hacia ese lado, abrirá la boca y buscará en esa dirección. Este reflejo resulta útil para que abra la boca y tome el pecho materno.

Reflejo de succión: cuando el bebé siente algún contacto con el paladar, comenzará a succionar.

Reflejo de extrusión: cuando se toca la punta de la lengua, el recién nacido empuja con la lengua hacia fuera.

Reflejo de extensión cruzada: de espalda, al girar la cabeza hacia un lado, el bebé toma una posición de esgrimista, extiende el brazo y la pierna de ese lado, mientras mantiene flexionados el brazo y la pierna del lado contrario.

Reflejo de prensión: al tocar la palma de la mano del bebé, la cerrará con fuerza.

Reflejo de gateo: al acostar al bebé boca abajo y estimular las plantas de sus pies, tratará de "gatear".

Reflejo de Moro: se produce cuando el bebé se sobresalta por un sonido o movimiento brusco. En respuesta, el bebé echa la cabeza hacia atrás, estira los brazos y piernas, llora, y después vuelve a colocar los brazos y piernas en la posición original.

Reflejo de incurvación del tronco: al presionar sobre un lado de su columna, el recién nacido tuerce su "colita" hacia ese lado.

Reflejo de enderezamiento y marcha: al apoyar sus pies sobre una superficie lisa, extenderá las piernas. Si luego se le inclina hacia adelante, flexionará las rodillas y dará pequeños pasos.

Reflejo de Babinski: cuando se le estimula la planta del pie, extiende los dedos.

¿Cómo "funciona" un bebé normal?

Visión

Los recién nacidos mantienen los ojos cerrados durante la mayor parte del día. Su capacidad visual es bastante limitada: perciben cambios en la intensidad de la luz y orientan su cabeza hacia ella y no pueden apreciar los colores. Pueden ver objetos ubicados a 20 a 30 cm de los ojos, pero no los enfocan bien ni pueden apreciar sus contornos. Su visión periférica es escasa. Por falta de coordinación de los músculos oculares, desvían la mirada hacia adentro o hacia fuera y por ello carecen de percepción de la profundidad.

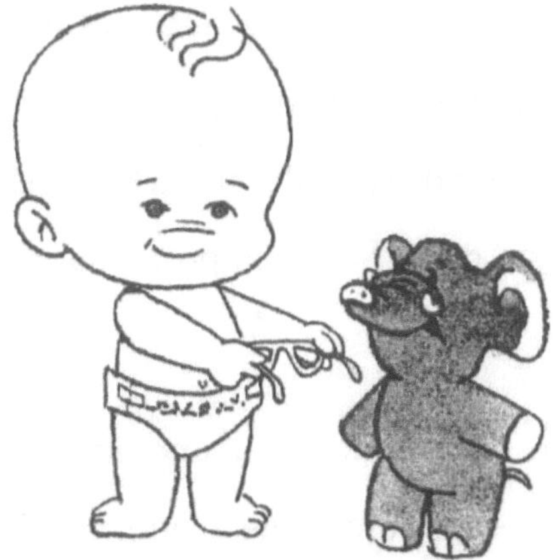

Uno de los primeros estímulos visuales que será capaz de interpretar es el rostro de su madre. A las dos semanas de edad muestra interés por los objetos alargados y contrastados con el fondo. El "objeto" que mejor reúne estas características es el rostro humano y tiende a fijarse más en la zona que rodea a los ojos. A las 8-10 semanas puede seguir un juguete en movimiento lento a una distancia de 30-60 centímetros. A partir de las 10 semanas es capaz de percibir detalles más pequeños, puede enfocar mejor y pasa largo rato mirando sus manos. La visión del color se desarrolla entre los 4 y 6 meses. La habilidad de enfoque mejora progresivamente hasta alcanzar una visión normal 20/20 a los 2 a 3 años de edad.

Audición

Durante el embarazo las madres sienten que el bebé, al percibir ruidos fuertes, patea o se mueve y se calma al oír música suave y relajante. Por eso sabemos que la audición comienza antes del nacimiento y que los recién nacidos ya escuchan al momento de nacer. Los bebés se mueven al percibir sonidos, prestan atención a la voz de la madre y dejan de moverse un poco cuando detectan una conversación.

Se calcula que aproximadamente uno a tres de cada 1000 recién nacidos sanos presenta pérdida de la audición. Cuando esto sucede, se produce un retraso del desarrollo del lenguaje, desarrollo emocional, social y su desempeño escolar. Por este motivo se recomienda practicar las pruebas de tamizaje auditivo neonatal a todos los recién nacidos antes de egresar del hospital.

Gusto, Olfato, Tacto

Se ha comprobado que estos sentidos ya se encuentran presentes al momento de nacer.

Sueño

El recién nacido necesita reposar para asimilar las nuevas impresiones que recibe y recuperar sus fuerzas. Algunos necesitan dormir mucho y otros se encuentran perfectamente bien durmiendo poco. Además, las necesidades de sueño irán disminuyendo a medida que se desarrolla. El horario de sueño y la cantidad de horas dormidas son extremadamente variables, aunque, por lo general, duermen entre 14 y hasta 20 horas al día.

Durante el sueño ocurren cambios importantes en el cuerpo: se secretan hormonas relacionadas con el crecimiento, se llevan a cabo procesos de reparación celular y se consolida el aprendizaje adquirido durante el día, entre otros. Dormir, tal como alimentarse, orinar o evacuar, es una función normal que no es necesario enseñar, sin embargo, dormir bien es un hábito natural que hay que ordenar. El niño requiere que se establezcan rutinas repetitivas, así comprenderá que el sueño no es más que otra de sus rutinas diarias, que debería ser tan agradable como comer, bañarse o jugar, y que no le ocurrirá nada mientras duerme.

Durante la noche, todos tenemos despertares y uno busca volver a dormir como lo hizo antes. Si el bebé se durmió abrazado a la mamá, cuando despierte va a necesitarla para volver a conciliar el sueño. Lo mismo si lo hacen dormir paseándolo en coche, escuchando música o viendo televisión.

Los problemas que se presentan a la hora de dormir son causados básicamente por el temor a la soledad y a quedarse sin protección. El niño llora porque la situación con la que se encuentra cuando despierta en medio de la noche no es la misma que cuando se durmió. Por otra parte, la estimulación intensiva y persistente de la mayoría de padres y abuelos provocan una condición de "stress" o ansiedad en el pequeño, que lo mantiene acelerado, interfiriendo así en la conciliación y mantenimiento del sueño.

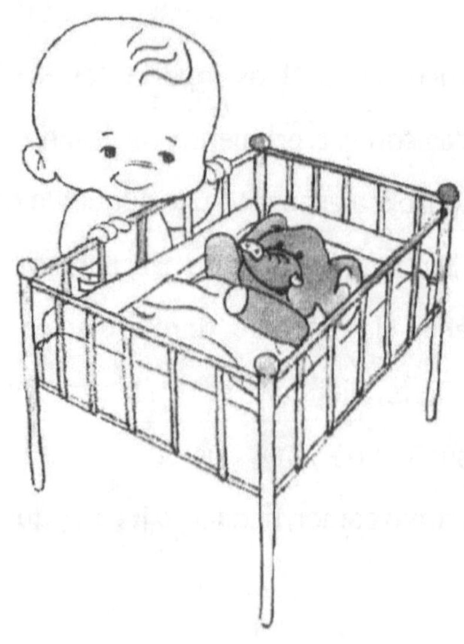

La hora del sueño debería ser un momento cálido, tranquilo y acogedor. El bebé debe comprender que las personas que lo aman se encuentran cerca de él y lo cuidan, de manera que su sueño no es peligroso y no significa abandono, y que no logrará nada llorando.

Algunas personas acostumbran a administrar somníferos a sus bebés porque no soportan los llantos y desvelos, pero esto no justifica drogar al bebé porque los padres no puedan dormir. Lo único que se pudiera utilizar libremente son las infusiones de té, tilo o manzanilla, sin azúcar.

Desde un principio el bebé debería ser acostado solo, a la misma hora, en el mismo lugar y cuando todavía esté despierto. Aunque todo bebé exige estar siempre acompañado, si sus demandas son complacidas ilimitadamente, se convertirá en un "malcriado" y, a medida que crezca, su comportamiento será cada vez peor.

El proceso de educación para el sueño requiere por lo menos de una semana y que ambos padres estén tranquilos, seguros de lo que hacen y todas las noches sigan los siguientes consejos:

Consejos para un buen dormir

- Durante el día abre las cortinas para que penetre la luz, aunque esté dormido. Sácalo de su cuna cuando despierte, habla y juega con él.

- Báñalo entre 6 y 7 de la noche para que se relaje y luego ofrécele su alimento. Después que coma puedes jugar unos 10 minutos con él o leerle un cuento. Procura no sobre-estimularlo.

- Cuando veas que está tranquilo, pero aún despierto, acuéstalo a dormir boca arriba, siempre en su cuna, entre las 7:30 y 8:30 de la noche, siempre a la misma hora.

- Mantén la habitación a oscuras, evita los ruidos en su habitación. Esto incluye al televisor.

- Coloca en su cuna algún objeto que asocie con el sueño, por ejemplo: una manta, un juguete, un osito. Si tu bebé utiliza chupón, procura que esté a su alcance.

- Despídete luego de acostarlo y sal de su habitación mientras aún esté despierto.

- Cuando llore, entra a su habitación y trata de remediar lo que le molesta.

- Visítalo con frecuencia para que no se sienta abandonado, pero no lo saques de la cuna a pesar de que llore insistentemente.

Llanto

Durante los primeros meses de vida, los bebés lloran muy a menudo, alrededor de 3 de las 24 horas del día. Al ser el llanto su único medio de comunicación, llorando expresa sus necesidades. Es sin duda un medio eficaz, porque es prácticamente imposible que la madre y el padre ignoren su persistente mensaje.

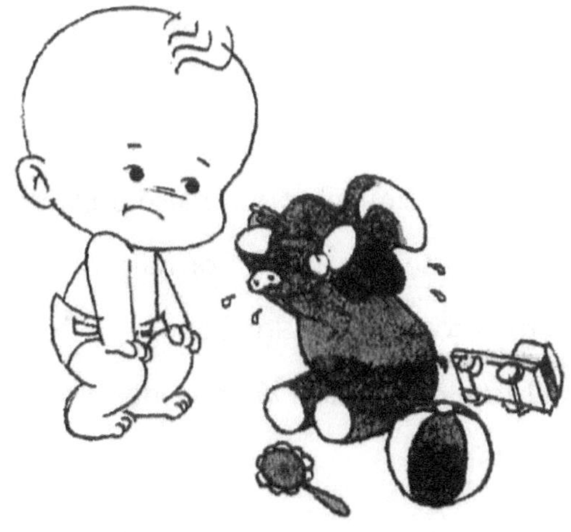

El llanto puede obedecer a muchísimas razones, tales como: hambre, calor, frío, ropa ajustada, orina o evacuaciones en el pañal, ruido, déficit o exceso de estimulación, malestar, dolor, cólicos, fiebre, enfermedades, cansancio, etc.

Papá y mamá se angustian y dudan sobre del significado del llanto: ¿le dolerá la barriguita o todavía tendrá hambre? O ¿querrá ser cargado y acunado? Pero al poco tiempo cada madre aprende a reconocer el mensaje de su bebé y a responder a sus necesidades, sin mimarlo o alimentarlo en exceso.

La mayoría de los niños se muestran nerviosos, irritables, lloran inconsolablemente y gritan con desesperación, justo antes de dormirse. Esto se debe a inmadurez neurológica, al temor de encontrarse solos y, principalmente, a las tensiones acumuladas durante el día por exceso de estimulación. El llanto colérico es una conducta frecuente que no ocasiona consecuencias futuras y no lo perjudicará.

Eructos – Hipo

Un eructo es la expulsión sonora de aire deglutido, proveniente del estómago. Aunque se considera normal, puede producir malestar notable. Son más comunes en los bebés que reciben biberones, sea con leche materna o fórmulas lácteas, debido a que tragan aire durante su alimentación.

El hipo se define como un sonido producido por la estimulación del músculo diafragma, que se encuentra separando el tórax y el abdomen. Casi 80% de los recién nacidos presentan hipo, el cual es transitorio y no traduce enfermedad. Es más frecuente en las primeras semanas de vida debido a inmadurez del diafragma, el cual es fácilmente estimulado por el aire deglutido o la sobrealimentación. Aunque puede durar hasta 5 a 10 minutos, no tiene importancia. Cuando es persistente, se acompaña de vómitos o produce malestar, se hace necesaria la evaluación por su pediatra.

Consejos

- Cuando lo alimentes, evita la entrada de aire entre la boca del bebé y el pezón o tetina.

- Utiliza las tetinas que simulan el pezón y evitan la entrada de aire.

- Si tu bebé come muy rápido o demasiada cantidad, es mejor ofrecer la leche en forma fraccionada.

- Después de alimentar al bebé, mantenlo en posición vertical por varios minutos, para favorecer la eliminación de aire.

- Hasta que haya expulsado los gases o hasta que el hipo no haya pasado, no intentes alimentarlo de nuevo.

- Evita exponerlo a cambios bruscos de temperatura.

Regurgitación, buches o bocanadas

Durante los primeros meses de vida es muy frecuente que los bebés "devuelvan" pequeñas cantidades de leche, de vez en cuando y sin previo aviso, sin incomodidad y sin esfuerzo. El bebé no sufre por ello, más bien se siente mejor y sonríe, pues expulsó los gases y/o exceso de leche que lo incomodaban. Por otra parte, su curva de peso sigue aumentando ya que no le falta el alimento.

En cambio, cuando el bebé presenta náuseas y vómitos, es decir, expulsa el contenido alimentario de forma brusca, con arcadas y en mayor cantidad, se puede sospechar que se trata de reflujo gastroesofágico. En estos casos, los ácidos gástricos irritan la mucosa del esófago, por lo que el bebé rechaza la comida, llora continuamente y no aumenta de peso de forma adecuada. En ocasiones, el reflujo se acompaña de síntomas respiratorios como tos, dificultad para respirar o detención breve de la respiración (apnea).

La causa de del reflujo es la inmadurez del Cardias o Esfínter Esofágico Inferior, una válvula muscular que impide que el contenido del estómago suba por el esófago hasta la boca. En la mayoría de los casos esto suele corregirse espontáneamente al llegar a los seis meses, cuando el bebé comienza a estar más erguido, ya que la posición vertical dificulta la salida del alimento, y cuando comienzan a recibir alimentos sólidos.

Consejos

- Mantén al bebé en posición vertical el mayor tiempo posible, especialmente después de alimentarlo.

- Ofrécele de comer más veces, pero cantidades menores.

- Cuando lo amamantes, procura que tome toda la areola, no sólo el pezón, para que no trague aire.

- Utiliza tetinas anti-reflujo, controla que los agujeros no sean demasiado amplios y mantén el biberón inclinado, para que no trague aire.

- Evita mover demasiado al bebé después de comer.

- Disminuye la presión sobre su estómago, manteniendo los pañales y la ropa algo flojos.

- Levanta la cabecera de la cuna unos 30 grados o utiliza cojines tipo cuña para elevarlo. Acuesta al bebé para que duerma sobre su espalda.

- Si tu pediatra sospecha de reflujo gastroesofágico, probablemente indicará espesar la leche o un cambio a fórmulas anti-reflujo.

- También es probable que indique tratamiento con antiácidos y/o aceleradores del tránsito intestinal.

Evacuaciones

Meconio: las primeras evacuaciones del recién nacido son de color negro-verdoso oscuro y de consistencia adherente, sin ningún olor. La evacuación de meconio puede persistir durante 3 a 4 días.

Transición: luego de evacuar el meconio, al cuarto o quinto día se da el paso de heces de transición, de color marrón y consistencia pastosa, con un olor dulzón, que persisten unos pocos días.

Evacuaciones del bebé amamantado: al finalizar la primera semana de vida, las evacuaciones del bebé que recibe leche materna exclusivamente son de color amarillo brillante y de consistencia semi-liquida, que aparenta diarrea. El número de evacuaciones varía de 1 a 6 diarias a 1 cada 3 días.

Evacuaciones del bebé alimentado con fórmulas: las evacuaciones del bebé que no recibe leche materna son de color pardo y de olor rancio. Su consistencia varía de semi-liquida a pastosa y en muchos casos a heces duras.

Estreñimiento-pujos

Entre la segunda y cuarta semanas de vida, el bebé evacuará un promedio de 3 veces por día. Pero existe variabilidad: un bebé puede evacuar de 6 y 8 veces en un día y otro niño sólo una evacuación cada

5 a 7 días. El estreñimiento corresponde a la disminución en frecuencia o evacuaciones muy duras, en general, menos de 3 veces por semana. En los pequeños bebés esto es usual y se debe a inmadurez del tracto gastrointestinal y al escaso desarrollo de la musculatura abdominal, por eso muchos bebés muestran dificultad y pujan para evacuar. La leche materna es ligeramente laxante, en cambio las fórmulas lácteas tienden a producir estreñimiento.

Consejos

- Si tu niño está estreñido, procura amamantarlo exclusivamente y evitar las fórmulas lácteas.

- Aumenta su consumo de agua. Por ejemplo, ofrécele 2 o 3 onzas de agua estéril varias veces por día.

- Si sus heces son muy duras, puedes ayudar a que pasen con más facilidad, lubricando su ano. Esto puedes hacerlo aplicando aceite localmente o introduciendo un supositorio de glicerina pediátrico.

- El zumo de determinadas frutas pueden ayudarlo, pero constituyen un reto porque pueden causar alergias, por lo que deberás consultar con el pediatra.

Cólicos

Entre la segunda y cuarta semana de vida, la mayoría de los recién nacidos sufrirán crisis de irritabilidad y llanto inconsolable, generalmente por las noches, que pueden durar más de 3 horas y presentarse por tres días cada semana. Aún se desconoce si esto se debe a algún problema orgánico o a inmadurez neurológica, sin embargo, dado que en muchas ocasiones se acompañan de tensión abdominal, pujo para evacuar, expulsión de gases por boca y ano, y respuesta satisfactoria a los medicamentos antiespasmódicos, se sospecha que los cólicos se pueden deber a dolor abdominal causado por incapacidad de absorción de la lactosa o la proteína de la leche de vaca, síndrome de intestino irritable o reflujo gastroesofágico. Aunque los cólicos pueden persistir hasta el cuarto o quinto mes de vida, es importante que los padres sepan que la salud, crecimiento y desarrollo de su bebé no se verán afectados.

Para el tratamiento de este síntoma se recomienda mantener la lactancia materna y antiespasmódicos naturales, como la manzanilla o el anís estrellado, o antiespasmódicos sintéticos, que deberán ser indicados por su pediatra. Muchos bebés mejoran con el cambio a fórmulas lácteas a base de soya o libres de lactosa.

Orina

La gran mayoría de bebés emiten su primera orina entre las 24 y 48 horas de vida. Al cabo de una semana la frecuencia se incrementa a 7 - 8 pañales mojados diariamente. La orina debe ser clara, no concentrada.

Residuos urinarios: en la primera semana de vida, en algunas ocasiones aparecen manchas color rosa o naranja en la orina, causados por cristales de uratos. Esto es característico y no requiere mayor evaluación.

Temperatura

La temperatura varía según la edad, hora del día, actividad física y temperatura ambiental. En los pequeños bebés se mide a nivel rectal, axilar o timpánico y se considera normal hasta los 37,7 grados centígrados. Los dispositivos para colocar en la frente o en los chupones, arrojan valores de temperatura poco confiables, por eso prefiero no recomendarlos.

Los termómetros digitales resultan más rápidos y fáciles de leer que los tradicionales con columna de mercurio. Si la temperatura es mayor de 37,7 grados el niño tiene fiebre, la cual puede deberse a numerosas causas tales como: infecciones, enfermedades inmunológicas, tumorales y otras. En los bebés menores de 3 meses la fiebre se considera un síntoma importante, por lo que el niño siempre deberá ser evaluado por el pediatra.

Consejos

- Si tu bebé luce decaído, cansado, presenta escalofríos, duerme más de lo acostumbrado y parece que no se siente bien, toma su temperatura.

- Utiliza un termómetro rectal digital o de mercurio (punta abultada)

- Si usas el de mercurio, agítalo bien para bajar la marca de lectura.

- Aplica un lubricante en la punta (vaselina o crema).

- Acuesta al niño boca abajo. Con una mano separa sus glúteos, visualiza el ano e introduce 2 centímetros del termómetro, con mucho cuidado.

- Mantenlo en el ano hasta que el termómetro digital toque un timbre. Si usas el de mercurio, espera por 2 minutos.

- Retíralo y lee su temperatura rectal. Si tiene más de 37,7 grados centígrados y menos de tres meses, llévalo al médico.

¿Cómo cuidar a tu bebé?

Cordón umbilical

El cordón umbilical tiene alto contenido de agua. Para que se seque es importante que el agua que contiene se evapore. Por esto es conveniente que se mantenga al descubierto el mayor tiempo posible. Para ello te sugiero que dobles la parte superior del pañal o utilices los pañales que tienen un corte en la parte superior. De esa forma se secará más rápido.

El alcohol absoluto también contribuye a desecar el cordón. Te sugiero que lo pintes con alcohol absoluto cada vez que cambies de pañal. Esto hay que hacerlo hasta que el cordón se caiga, lo cual ocurre generalmente después de la primera semana de edad. Después que caiga, sigue limpiando el ombligo hasta su curación total.

No le pongas fajas ni introduzcas monedas o botones en el ombligo con la intención de prevenir la hernia umbilical. No lo lograrás y puedes ocasionar infecciones y retardo en el cierre del anillo umbilical.

El ombligo normal no debe tener secreción ni oler mal, aunque en algunas ocasiones puede presentar gotas de sangre, que no deberán alarmar.

Baño del bebé

Hasta que el cordón umbilical se haya cicatrizado (y la circuncisión de los varones, si es que se ha realizado) deberás bañar al bebé fuera del agua, con una toalla suave con agua y jabón, excepto en la cara, donde no es convenirte usar jabón. Esto se llama baño de esponja y contribuye a mantener seco el cordón umbilical y la circuncisión.

La hora del baño no es importante. Puedes bañar a su bebé a cualquier hora del día o de la noche, sin embargo, es conveniente crear un hábito diario para que se acostumbre sin protestar. De esta manera esperará alegremente la hora del baño y su higiene se convertirá en una rutina agradable para ti y para tu bebé. Por eso báñalo diariamente, a la misma hora y siempre antes de las comidas. Los niños acumulan sensaciones durante todo el día y al llegar a lo noche se encuentran cansados y en muchas ocasiones malhumorados. Por ello encontrarás más práctico bañarlo entre las 6 y las 8 de la noche. De esta manera se relajará, comerá y dormirá mejor. Además, a esa hora generalmente los papás ya han llegado de sus trabajos y pueden pasar un rato agradable con sus hijos mientras ayudan a su higiene.

Para que tu niño no se enfríe es conveniente que lo bañes en una habitación que no tenga corrientes de aire, secarlo bien y vestirlo inmediatamente.

Para evitar que se contagie con alguna infección gastrointestinal, asegúrate que el agua no contenga gérmenes. En los países donde no se dispone de agua potable, será importante hervirla previamente durante 25 minutos o utilizar agua filtrada u ozonizada.

Para que su piel no se reseque, utiliza jabones neutros o de glicerina formulados para bebés.

Después de la caída del cordón o de la cicatrización completa de la circuncisión, puedes mojarlo completamente. Este será el momento de comenzar a bañarlo en bañera.

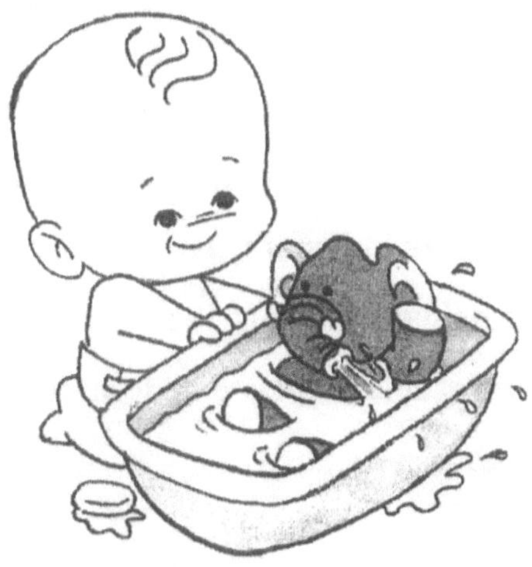

Resulta muy práctica y cómoda la bañera plegable, que se compone de una tina de plástico rígido con su propio desagüe, colocada sobre un soporte de metal y una tapa de madera acolchada que puede servir para vestir al bebé. También puedes utilizar una bañera plástica de cualquier tamaño y hasta el fregadero de la cocina o el lavamanos del baño, pero con cuidado para que no se golpee. Si piensas utilizar una bañera común, colócala sobre una mesa alta, donde puedas pararte cerca con comodidad.

Es conveniente que mantengas cercanos todos los artículos que vayas a utilizar para el baño del bebé, para no desatender al niño ni un solo minuto.

El agua deberá estar cercana a la temperatura del cuerpo, (entre 36 y 40 grados); bastará con que introduzcas el codo o la muñeca en el agua para saber si la temperatura es adecuada. Si lo prefieres, existen termómetros especialmente diseñados para flotar en su bañera.

Los bebés activos en combinación con el agua y jabón pueden ser muy resbaladizos, y se te puede caer, por eso sugiero que pongas una toalla en el fondo de la bañera, así, si el bebé se te resbala, caerá sobre un fondo mullido. Los cojines de goma espuma diseñados con este fin no son recomendables debido a que se contaminan fácilmente con hongos.

Introduce primero los pies de tu bebé y luego ponlo boca-abajo para sus primeros baños. Esto permite que los disfrute más, sin temor ni llanto. Después que tengas más confianza puedes colocarlo boca-arriba. Sostenlo con una mano puesta en la parte posterior del cuello mientras, con la otra, lo enjabonas. Lava con especial dedicación el área del pañal, cuidando que no queden residuos de jabón que puedan causar irritaciones.

El baño del bebé es una excelente oportunidad para que tú y él establezcan un contacto piel a piel. Háblale mucho y acarícialo mientras lo bañas.

Al finalizar, envuélvelo en una toalla y colócalo en la cama o en la mesa donde sueles cambiarlo para que puedas dedicar tiempo al secado de su cuerpo, teniendo en cuenta cada pliegue. Evita frotarlo enérgicamente, ya que su piel es muy delicada. Luego puedes aplicarle alguna loción lubricante o talco. Si deseas utilizar colonia, aplícala sobre la ropa, no sobre su piel, porque pueden resecarla o causar alergias.

Consejos

- No desnudes al bebé mucho tiempo antes de tener todo a punto para el baño.

- Prueba con el codo o el reverso de la muñeca la temperatura del agua antes de meterlo en la tina: debe sentirse tibia, no caliente.

- Nunca lo dejes solo dentro de la bañera, ni siquiera por un minuto. Un bebé puede ahogarse en apenas 10 centímetros de agua.

- Algunos bebés no son muy afectos al baño. Si el tuyo es así, haz del momento algo agradable cantándole, acariciándolo y hablándole suavemente. Terminará disfrutando tanto que querrá repetir la experiencia una y otra vez.

- Si dispones de una bañera grande en casa, prueba bañarte junto con el bebé, y si papá participa mucho más divertido. Juntos vivirán momentos muy felices.

Cuero cabelludo

Es suficiente lavarlo con champú una a dos veces por semana, caso contrario se reseca. Utiliza uno que contenga poco colorante y perfume. Masajea y peina el cabello con un cepillo suave. Esto favorece su crecimiento y evita la aparición de la mal llamada: "costra láctea".

Boca

Limpia su boca dos veces al día con un trozo de tela limpia o gasa mojadas en agua bicarbonatada (un litro de agua con una cucharadita de bicarbonato de sodio). Esto es para prevenir el Muguet o Algodoncillo, una frecuente infección de la boca causada por hongos, que puede ocurrir en los recién nacidos debido a que casi no tienen bacterias que compitan con los hongos de la boca, por lo que estos se desarrollan sin contrapeso. Se caracteriza por la presencia de una capa blanca en la lengua, mejillas y labios.

Nariz

La nariz del bebé puede obstruirse ocasionalmente, lo que dificulta su respiración y alimentación. No es necesario limpiarla habitualmente, solo en caso de obstrucción. Aunque se pueden usar peritas comerciales, lo más efectivo y económico es el algodón humedecido en suero fisiológico.

Orejas

Puedes limpiar el pabellón de la oreja utilizando hisopos. Sin embargo, no introduzcas el hisopo dentro de los oídos porque empuja la cera hacia atrás, taponándolo. La cera tiene una función de protección y existe un mecanismo natural que promueve su expulsión, eliminando su exceso.

No importa que penetre agua en los oídos cuando se baña. El agua contribuye a ablandar la cera y a mantener limpio el conducto auditivo.

Uñas

A partir de los 15 o 20 días ya le habrán crecido las uñas, por lo que deberás comenzar a cortárselas para que no se arañe la cara. Hacerlo es una tarea complicada debido a los movimientos del bebé, que dificultan mantener sus manos o pies quietos para poder cortarlas.

Puedes utilizar corta-uñas o tijeras con puntas redondeadas especiales para bebés, y limas para dejarlas regulares. El mejor momento es después del baño, pues estarán más blanditas y él estará más relajado, o cuando esté dormido. Ya que las uñas de los bebés crecen rápidamente, deberás cortarlas cuando estén largas, es decir, las de las manos una vez por semana, en cambio, las de los pies crecen más lentamente, por lo que se pueden cortar una vez al mes, según sea su crecimiento.

Limpieza del área del pañal

Para mantener sana la "colita" de tu bebé, es importante mantener limpia la zona cubierta por el pañal. El pañal crea un ambiente oscuro, caliente y húmedo, lo que promueve el crecimiento de bacterias y hongos que contaminan la zona y por eso es común que ocurra la "pañalitis", un término utilizado para llamar a la dermatitis del área del pañal. Su principal causa es el contacto prolongado con la humedad y acidez de la orina.

Consejos

- Usa agua tibia y motas de algodón o toallas húmedas.

- Recuerda no frotar enérgicamente su piel.

- Limpia de adelante hacia atrás y de arriba hacia abajo, para que no traslades los restos fecales hacia los genitales.

54

- Seca bien toda la zona, especialmente los pliegues.

- Si la zona está irritada o enrojecida, aplica una crema o ungüento con alto contenido de óxido de zinc, para crear una barrera protectora contra la humedad y agentes irritantes.

- Revisa la zona del pañal a menudo, especialmente después de alimentarlo y cámbialo prontamente cuando esté sucio o mojado.

- Permite que la zona esté expuesta al aire libre el mayor tiempo posible.

Aretes

Se pueden hacer los orificios en las orejas de la bebé a partir de las 48 horas de vida, lo ideal es hacerlo antes que la den de alta del hospital y que lo realice personal especializado. Una vez colocados no deben retirarse hasta después de 6 semanas. Evita los aros que pueden engancharse con la ropa o con los dedos de la bebé. El seguro debe ser el de presión que cubre toda la parte de atrás.

Asegúrate de secar bien la zona después de cada baño. Limpia con un hisopo humedecido con alcohol por delante y detrás de los zarcillos. Caso que tu bebé tenga picazón, dolor, sangrado, olor desagradable, el área se encuentra enrojecida o inflamada, puede deberse a infección o alergia. En esos casos deberás consultar con su pediatra.

Circuncisión

La fimosectomía o circuncisión es una intervención quirúrgica o ritual que consiste en la remoción del prepucio dejando el glande al descubierto, por motivos médicos, culturales o religiosos. La circuncisión por motivos médicos se realiza en bebés que presentan estrechez anormal (fimosis) o prepucio excesivamente largo y como medida de higiene para evitar enfermedades tales como el cáncer de pene y cáncer de cuello uterino en sus futuras parejas sexuales, sin embargo, esto es controversial. Algunos estudios de investigación han determinado que la circuncisión del recién nacido, junto con el aseo apropiado del glande, impide la colonización bacteriana, disminuyendo la incidencia de infecciones del tracto urinario. Se ha demostrado que las infecciones urinarias son diez veces menos frecuentes en el varón circunciso que en el no-circuncidado. Por otra parte, la Organización Mundial de la Salud ha establecido que la circuncisión reduce la transmisión del virus VIH, causante del SIDA y del virus VPH, relacionado con el cáncer de cuello uterino.

La circuncisión por motivos religiosos o culturales se realiza al finalizar la primera semana de vida, siempre que no existan complicaciones o contraindicaciones. Aunque pueden ocurrir sangramiento o infecciones, cuando se realiza en los primeros días de vida las hemorragias son poco comunes debido a la vitamina K que reciben todos los niños al nacer y las infecciones pueden prevenirse con cremas de antibióticos.

Alimentación del bebé

Lactancia materna

Amamantar es una práctica natural y simple, pero se ha complicado debido a factores sociales. Durante muchos años, la mujer ha recibido estímulos para abandonar esta práctica, provenientes de muchos sitios: a través de los medios de comunicación se le informa que la leche de vaca es pura y fresca e ideal para el crecimiento y desarrollo del niño, lo cual es falso. La rápida incorporación de la mujer a las fuentes de trabajo ha estimulado el uso de biberones y sustitutos lácteos. Además, la falta de información sobre las ventajas de la lactancia materna y las formas de cumplirla, y los "sabios" consejos de familiares y amigos, han desestimado esta costumbre, que es propia de todas las especies de mamíferos, incluyendo la raza humana.

Amamantar constituye un deber de cada madre y un derecho que tiene cada recién nacido.

¿Cómo es la glándula mamaria?

Las glándulas mamarias pueden imaginarse como un conjunto de "racimos de uvas", correspondiendo las uvas a pequeños sacos donde se produce la leche a partir de sustancias nutritivas que llegan a través de la sangre. Estas "uvas" (alvéolos) están unidas a pequeños conductos (canalículos) que se van uniendo entre sí, formando un canal más ancho, que se encuentra dentro de la areola y que se adelgaza, terminando en el pezón.

¿Cómo funciona la producción láctea?

La producción láctea comienza desde el embarazo, por eso es frecuente que salga un poco de leche durante la gestación. Cuando el bebé succiona el pezón, envía una señal a la glándula hipófisis materna, la cual va a producir varias hormonas responsables de la producción de leche, de su salida por los pezones y de la contracción uterina.

El tamaño de los pechos no influye en la producción láctea, su tamaño depende de la acumulación de grasa y no del tejido glandular: aún con pechos pequeños puedes producir abundante leche. Si los pezones son hundidos o pequeños, mejorarán con la succión del bebé.

Para que la secreción láctea funcione correctamente necesitas tener el deseo de amamantar. La angustia y el temor pueden entorpecer la producción láctea, por un mecanismo psicológico-neurológico-hormonal. También se requiere del estímulo del pezón que proporciona el bebé al succionarlo.

Se deberá iniciar la lactancia tan pronto como el niño y su madre estén estables, porque el bebé al nacer tiene un poderoso reflejo de succión que se debe aprovechar, ya que es el estímulo que la madre necesita para producir la leche. Mientras más tiempo se retarde su inicio, mayor tiempo se retardará la producción láctea. Cuanto más succione el bebé, más leche se producirá y mientras succiona un pecho, se está produciendo leche en el otro.

En el transcurso de la lactancia materna la composición de la leche sufrirá una serie de variaciones, por lo que se pueden distinguir tres tipos de leche:

Calostro: los primeros tres o cuatro días se produce una leche viscosa y amarillenta con gran contenido de proteínas de fácil absorción y muy rica en vitaminas y sustancias bactericidas e inhibidoras de gérmenes, así como numerosos anticuerpos que protegerán al bebé contra infecciones. Contiene también factores que mejoran sus mecanismos de coagulación sanguínea. Por su composición, irá acostumbrando al organismo del niño a sus procesos digestivos.

Leche de Transición: después de la aparición del calostro, la leche materna se verá más blanca y espesa y su composición será más parecida a la leche madura; esta "subida de la leche", que ocurre entre el tercer y séptimo día, puede ir acompañada de dolor mamario y un ligero aumento de la temperatura materna.

Leche madura: es una secreción blanca que hace su aparición aproximadamente entre diez y treinta días después del parto y que contiene todos los nutrientes que el niño requiere para su adecuado crecimiento y desarrollo, además, proporciona los anticuerpos y sustancias que protegerán al niño de las infecciones.

Composición de la leche materna

Proteínas: el contenido de proteínas de la leche materna es de los más bajos, en comparación a todos los mamíferos. El 60 % de ellas son albúminas y lactoglobulinas (incluyendo anticuerpos) y el 40 % es caseína. Proporcionan 15 % de las calorías.

Lípidos: los lípidos de la leche materna proporcionan alrededor del 50 % de las calorías e intervienen como factor de saciedad durante el amamantamiento. Predominan ácidos grasos esenciales, cuya falta produce alteraciones cutáneas y del sistema nervioso.

Carbohidratos: proporcionan alrededor del 35 % de las calorías. La lactosa es el azúcar principal de la leche materna y es necesaria para la formación de cerebrósidos integrantes del sistema nervioso.

Otros: contiene todas las vitaminas y minerales que el recién nacido requiere.

Ventajas de la lactancia materna

Para la madre:

- La lactancia tiene un leve efecto anticonceptivo, lo que favorece el espaciamiento de los nacimientos.

- Ejerce un efecto protector contra la aparición de cáncer de mama y de cuello uterino; todo órgano que funciona normalmente tiene menor probabilidad de formar tumores.

- Favorece la involución uterina, es decir, el útero se contrae retornando a su tamaño anterior más rápidamente, previniéndose así las hemorragias uterinas postparto.

- Favorece el retorno de las mamas a su tamaño anterior. La mujer que lacta a sus hijos recupera rápidamente su figura, conservando mejor su juventud.

- La leche materna es fresca, se obtiene rápidamente y a temperatura apropiada, por lo que no se pierde tiempo como en la preparación de los teteros.

- Su producción depende de la demanda: mientras más succione el bebé, más leche se producirá.

- Favorece y estrecha la relación afectiva madre-hijo.

Para el bebé:

• Contiene la cantidad, calidad y proporción ideal de proteínas, grasas, azúcares, vitaminas y minerales y las calorías necesarias para su crecimiento y desarrollo.

• Se adapta a la madurez de su tracto gastrointestinal, por lo que se digiere y absorbe más fácilmente, de manera que disminuye la aparición de cólicos o estreñimiento.

• El calcio y el hierro se absorben y utilizan mejor.

• Menor contenido de sales, por lo que no sobrecarga el trabajo de sus riñones.

• Se presenta a temperatura adecuada.

• Es estéril: no está contaminada por gérmenes y, además, al dar pecho directamente se evita la contaminación de la leche.

• Proporciona protección contra infecciones por bacterias, virus, hongos y parásitos; por eso, el niño amamantado se enferma menos.

• Menor frecuencia de enfermedades alérgicas.

• Efecto protector en los niños con hipotiroidismo congénito.

• En el futuro sufrirá menos de hipertensión arterial, diabetes, arteriosclerosis y obesidad.

• El niño amamantado se chupa el dedo mucho menos.

• Fortalece la relación madre-hijo, influyendo posteriormente en el desarrollo psíquico e incrementando los sentimientos de amor y seguridad. De esta manera ayuda a la formación de niños más estables y seguros emocionalmente.

62

Medicamentos durante la lactancia

Casi todos los medicamentos y drogas pueden llegar al bebé a través de la leche materna y algunos pueden afectar su salud. Aunque los efectos secundarios de muchos medicamentos no han sido comprobados durante la fase de lactancia, nadie conoce con exactitud cuáles podrían afectar al bebé amamantado.

Los medicamentos de uso habitual pudieran considerarse seguros ya que se han reportado pocos problemas, siempre y cuando se tomen bajo prescripción médica, en cantidades moderadas y solamente cuando sean verdaderamente necesarios.

Madres que requieren medicamentos que pudieran dañar a su bebé pueden seguir amamantándolo, pero deberán tomar la medicación después que el niño se alimente.

Medicamentos compatibles con la lactancia materna: acetaminofén, muchos antibióticos, algunos antiepilépticos, la mayoría de los antihistamínicos, la mayoría de los antihipertensivos, aspirina (pero utilizada con precaución), jarabes antitusígenos con codeína, descongestionantes, ibuprofén, insulina y medicamentos para la tiroides.

Drogas contraindicadas durante la lactancia. Bromocriptina (que además disminuye la producción láctea). La mayoría de medicamentos contra el cáncer pueden dañar al bebé. Ergotamina (utilizada en jaquecas), Litio (utilizado en enfermedades psiquiátricas), Methotrexate (utilizado en artritis y cáncer).

Café - Cigarrillos

Aunque el consumo de cantidades moderadas de cafeína es aceptable, las madres no deberán fumar. La nicotina puede producir al bebé vómitos, diarrea e irritabilidad, y disminución en la producción de leche materna. Además, aumenta el riesgo de Síndrome de Muerte Súbita y produce un aumento en las infecciones respiratorias y de oídos.

Bebidas alcohólicas

El consumo de bebidas alcohólicas en exceso produce al bebé mareos, debilidad y poco aumento de peso, sin embargo, la ingesta de pequeñas cantidades logra en las madres un efecto beneficioso: ligera sedación y aumento de la producción láctea.

¿Cómo amamantar?

Motivación

Para lograr una lactancia exitosa es necesario que la intención de amamantar sea producto de una motivación personal y no de presiones ejercidas por familiares o amigos, aunque el apoyo psicológico brindado por su pareja y familiares puede contribuir enormemente al éxito. Algunas mujeres de tu familia, basadas únicamente en su limitada experiencia personal, probablemente te indicarán que lo que haces es incorrecto y cuál es la manera adecuada de hacerlo o simplemente que tu bebé no es normal; estas opiniones producirán angustia y frustración con la subsiguiente disminución en la producción láctea.

Cuidado de los pezones

Ejercitar los pezones durante el embarazo y la lactancia favorece su elasticidad y resistencia durante el proceso de amamantamiento. Parte del éxito del amamantamiento dependerá del cuidado dispensado a los pezones, y de la capacidad mecánica del lactante para estirar el pezón materno, contra su paladar óseo.

Higiene

- Antes de amamantar deberás lavarte las manos con agua y jabón y secarlas bien.

- Limpia tus pezones con una gasa estéril, humedecida en suero fisiológico o agua hervida.

- No utilices alcohol, jabón u otros productos químicos, ya que resecan y agrietan los pezones.

Horario

Alimenta a tu bebé cada vez que tenga hambre. El intervalo entre comidas es variable: los bebés no se alimentan según el reloj y pueden comer cada dos, tres o cuatro horas, sin aceptar un horario rígido preestablecido.

Cada bebé pedirá su próxima comida una vez que haya terminado la digestión de la comida anterior y como la leche materna se digiere más fácil y rápidamente la digestión tardará menos por lo que pedirá alimento con mayor frecuencia. Con las fórmulas lácteas la digestión se retarda, por lo que el intervalo entre comidas se alarga, dando la falsa impresión de que se alimenta mejor. Cuanto mayor sea la frecuencia con que el bebé coma, más leche producirás.

Lugar

Elije el lugar más apacible y confortable de tu casa para amamantar. La tranquilidad es necesaria para que se establezca una buena producción de leche. Por el contrario, el nerviosismo o angustia dificultan la naturalidad del acto de amamantar.

Posición

Colócate en una posición en la que te sientas confortable. Puede ser sentada en silla o mecedora o acostada. Lo importante es que te sientas cómoda, para que no sufras dolores de cabeza, cuello o espalda. Una almohada detrás de la espalda y otra bajo el bebé pueden ayudar.

Inicio

- El niño deberá estar despierto y con hambre.

- Toma el pecho entre tus dedos y estimula su mejilla con el pezón, para que gire su boca en esa dirección. Evita introducir el pezón a la fuerza, pues el bebé se alejará.

- Procura que tome la areola en su boca, para que no "mastique" el pezón y lo dañe.

- Mantén los dedos índice y medio empujando el pecho hacia atrás, para que su nariz quede libre y pueda respirar.

- Comienza a lactarlo por el último pecho que recibió en la comida anterior. Esto es aconsejable porque al llegar al segundo pecho tiene menos hambre y pudiera no vaciarlo completamente.

- Trata de que el niño vacíe completamente un pecho antes de ofrecerle el segundo.

- Cuando la areola está distendida, plana o endurecida y el bebé no logra succionar con facilidad, es aconsejable vaciar un poco el pecho con un saca-leche, para así modificar su forma.

Duración

- El primer día serán suficientes cinco a siete minutos en cada pecho.

- Los días siguientes aumenta progresivamente el tiempo de lactancia.

- Caso que el bebé detenga la succión para descansar o se duerma, habrá que "recordarle" comer

- Para interrumpir la succión sin que muerda el pezón, coloca un dedo sobre el ángulo de su boca y presione suavemente para que penetre aire y se elimine el vacío generado.

A medida que la producción láctea aumenta, las comidas se pueden extender hasta que el pecho se vacíe. Tu bebé será quien determine cuanto tiempo requiere y, a medida que crezca, su succión será más enérgica con lo que vaciará el pecho en menos tiempo. En general, los bebés sanos vacían cada pecho en menos de quince minutos, por lo que sería conveniente que cada comida durara hasta treinta minutos.

Cuidados de los pechos

- Evita lavar los pechos con jabón, ya que reseca la piel facilitando la aparición de grietas.

- Lávalos solamente con agua tibia y después sécalos suavemente con una toalla, de manera de no desprender el epitelio (la fina capa de piel que los recubre).

- También se pueden secar manteniéndolos al aire libre o con un secador de cabello.

- Después que estén secos aplica cualquier crema lubricante, como vaselina, glicerina o crema de cacao.

- Utiliza sostenes adecuados, para evitar la flacidez de la piel y de los músculos pectorales.

- Puedes colocar protectores desechables de algodón dentro de los sostenes para absorber los residuos de leche, cambiándolos con frecuencia. Si se adhieren al pezón bastará con humedecerlos antes de retirarlos.

- Recomiendo utilizar los recolectores de leche materna que se colocan dentro de los sostenes. Este sistema permite almacenar el exceso de leche, para ser suministrada posteriormente al bebé.

Almacenando tu leche

Si tu excusa es "no puedo amantar a mi bebé porque tengo que trabajar todo el día", olvídate de justificaciones. La leche materna puede ser extraída y almacenada en el refrigerador, donde puede durar hasta 48 horas, o congelada hasta por 3 meses, sin que pierda sus propiedades alimenticias.

La leche conservada en el congelador debería ser suministrada al recién nacido con cuchara para que no se produzca una confusión de pezones y luego rechace el pecho por estar acostumbrado a una tetina. Lo importante es que tu bebé siga recibiendo leche materna.

Antes de extraer tu leche para almacenarla, es importante que laves muy bien tus manos con agua y jabón, y los pezones sólo con agua, para evitar infecciones. Seca con una toalla limpia, sin frotar.

Extracción de la leche: utilizando el pulgar y los dos primeros dedos, extrae la leche, cuidando de tomar el pezón tres centímetros fuera de la areola. El primer chorro de leche debería ser desechado. Caso que presentes dificultades con la extracción manual, puedes usar cualquier bomba de succión. Estos aparatos deben ser esterilizados antes de cada uso hirviéndolo durante 25 minutos.

Almacenamiento: utiliza un frasco de vidrio con tapa plástica, un biberón o bolsitas plásticas. Esteriliza el recipiente y déjalo secar poniéndolo boca abajo en un paño limpio, evitando tocar su parte interna. Llénalo con la leche extraída y luego identifica el recipiente o las bolsitas con la fecha de extracción. Si la vas a utilizar en las próximas 48 horas déjala en la parte interna de la nevera.

Agua

El niño amamantado no necesita recibir otros líquidos, pues la leche materna aporta suficiente agua para satisfacer sus necesidades. En los días calurosos o en los casos en que presente fiebre, diarrea, estreñimiento u otras enfermedades, le puedes ofrecer una o dos onzas de agua previamente hervida.

Crecimiento

Numerosos factores influyen sobre el crecimiento y desarrollo de tu bebé:

Endocrinos: hormonas como la insulina, hormona del crecimiento, tiroides y otras, que modulan el crecimiento, contribuyen a acelerarlo, luego a que sea más lento y finalmente lo interrumpen.

Genéticos: cada persona posee un potencial genético que determinará sus características propias de crecimiento.

Alimentación: que deberá ser adecuada tanto en cantidad como en calidad.

Nutrición: funciones digestivas de absorción, asimilación y eliminación de los alimentos ingeridos.

Socioeconómicos: los niños de las clases sociales de ingresos superiores tienen tallas y pesos más elevados que los provenientes de clases sociales de menores recursos.

Tóxico-infecciosos: las enfermedades graves o aquellas que se presentan a repetición inciden negativamente sobre el crecimiento del niño

Tendencia secular: el mejoramiento de las condiciones de vida en el transcurso del tiempo se ha visto acompañado de una aceleración del crecimiento y de un adelanto en la edad de la pubertad. De manera que podemos esperar que un niño sano sea más alto que sus padres, siempre y cuando viva en una familia que tenga condiciones socioeconómicas, emocionales y culturales adecuadas

Exposición solar: todos los niños necesitan de sol y aire fresco. Los rayos solares contienen radiaciones ultravioletas que al alcanzar su piel favorecen el metabolismo de la vitamina D.

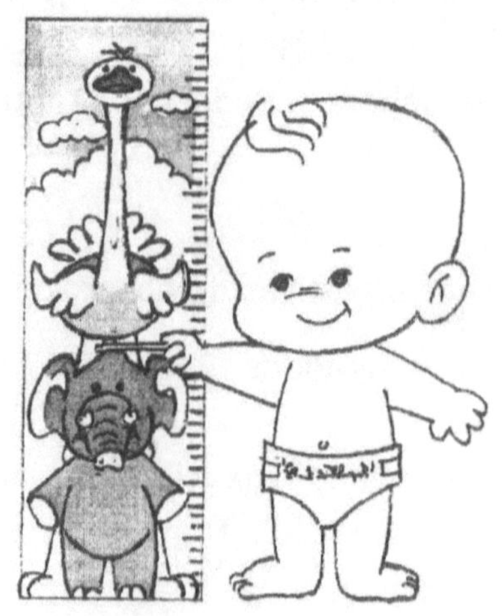

Consejos

- Deberás exponerlo al sol gradualmente para evitar quemaduras.

- Conviene exponerlo al sol cuando sus rayos sean oblicuos, es decir, de ocho a diez de la mañana y de cuatro a seis de la tarde.

- Permite que el sol bañe su piel desnuda, cinco minutos por delante y otros cinco minutos por detrás.

- En caso de exponerlo al sol en tu casa, deberás abrir las ventanas, pues estas no permiten el paso de la radiación necesaria.

Peso

En los primeros días de vida los recién nacidos pierden hasta 10% del peso con que nacieron y recuperan su peso al llegar a los 10 días de edad. En los primeros seis meses, aumentan un promedio de 20 a 30 gramos diarios, por lo que generalmente duplicarán su peso de nacimiento al quinto mes de vida.

Talla

En los primeros seis meses de vida, el niño crece aproximadamente de 2 a 2,5 centímetros cada mes, es decir, de 12 a 15 centímetros ese semestre.

Circunferencia cefálica

Al nacimiento, la cabeza mide entre 33 y 37 centímetros, dependiendo de las características genéticas y de las semanas de gestación. En los primeros seis meses aumenta progresivamente 1,5 centímetros por mes.

Desarrollo

Cada niño es único y diferente, habiendo un margen de variación normal. Algunos niños son temporalmente más lentos que otros en su desarrollo, sin que esto signifique necesariamente la existencia de retardo psicomotor. La estimulación precoz de sus sentidos y de su inteligencia, junto con el cariño y cuidado diario, lo convertirán en un individuo más alegre, inteligente y feliz.

Primer mes

- Al estimular su mejilla con el pezón, abrirá la boca y lo buscará.

- Levanta el mentón, voltea la cabeza y la levanta momentáneamente.

- Mira los rostros de las personas y sigue un objeto con la vista.

- Si estimulas la palma de su mano, agarrará tu dedo.

- Si le hablas o lo tocas comenzará a sonreír.

- Duerme la mayor parte del día y se despierta cada 2 a 3 horas para alimentarse

Segundo mes

- Levanta la cabeza un poco más.

- Persigue con la mirada los objetos que se le presentan, siguién-
dolos de lado a lado.

- Sonríe claramente con el contacto social y reacciona con los ruidos.

Tercer mes

- Con los brazos extendidos levanta la cabeza y el tórax.

- Domina los movimientos de la cabeza, la cual ya logra sostener.

- Se interesa par los juguetes y le gusta el contacto con la gente.

- Escucha la música y expresa sonidos.

Primeras inmunizaciones (Vacunas)

Las vacunas son productos biológicos elaborados a partir de micro-organismos debilitados o partes de ellos o productos elaborados por ellos. Al ser administradas al niño imitarán la infección natural, provocando la producción de anticuerpo s sin hacerle daño; la idea es prevenir la enfermedad en la persona inmunizada y a la larga erradicar la enfermedad.

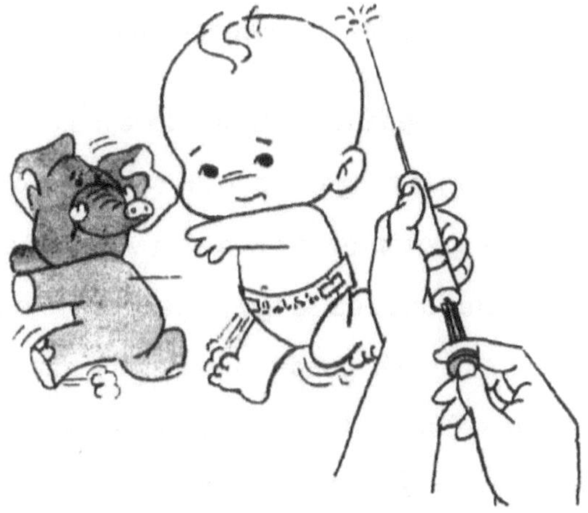

Vacuna Hexavalente

Para disminuir el número de inyecciones que deben padecer todos los niños para ser protegidos contra las enfermedades mencionadas, se diseñó un producto que contiene las vacunas contra Hepatitis B, Poliomielitis, Difteria, Tosferina, Tétanos y Haemophilus influenza. La vacuna hexavalente se aplica por vía intramuscular en tres dosis: a los 2, 4 y 12 meses de edad

Los efectos secundarios posteriores a su administración no son mayores por tratarse de seis vacunas. Incluyen dolor, enrojecimiento, inflamación o induración del sitio donde se inyectó, fiebre, pérdida de apetito, irritabilidad y, raramente, reacciones alérgicas.

Vacuna contra la Hepatitis B

La hepatitis es una enfermedad viral aguda, que cursa con inflamación del hígado y se caracteriza por coloración amarilla de la piel y mucosas, orina oscura, evacuaciones pálidas, dolor abdominal, fiebre y vómitos.

Existen varios tipos de hepatitis viral, siendo la más común en la infancia la hepatitis tipo A y la más peligrosa por sus complicaciones la hepatitis tipo B, que es la que se logra prevenir con esta vacuna. La hepatitis tipo B se contagia por transfusiones de sangre, inyectadoras o material quirúrgico contaminado, pero también puede contagiarse a través de la saliva, semen u otras secreciones. Con el uso rutinario de esta vacuna se persigue disminuir la incidencia de hepatitis B y sus complicaciones: hepatitis crónica, hepatitis fulminante, cirrosis hepática y cáncer del hígado.

Vacuna triple contra Difteria, Tétanos y Tosferina (D.P.T.)

La difteria es una infección severa que afecta la nariz, garganta y laringe, interfiriendo con la respiración y conduciendo a la asfixia, fallo cardíaco o parálisis respiratoria. Uno de cada diez enfermos fallece.

La tosferina o pertusis es una enfermedad que se caracteriza por crisis de tos severa, que interfieren con la alimentación y respiración. El mayor número de casos ocurre en menores de tres meses y muchos son hospitalizados por complicaciones neumónicas o cerebrales.

El tétano es una enfermedad que se produce cuando una herida se infecta con la bacteria tetánica, que se encuentra en cualquier sitio. Este germen fabrica una sustancia que produce contracciones musculares sostenidas, lo que puede conducir a la parálisis respiratoria. La tasa de mortalidad por tétano es muy alta.

La vacuna triple DPT se aplica en combinación con otras vacunas en forma de vacuna hexavalente a los 2, 4 y 12 meses de edad, con un refuerzo a los 6 años y otro a los 12 años.

Vacuna contra la Poliomielitis

La poliomielitis es una enfermedad viral que puede causar parálisis y otras complicaciones. Hace algunos años aparecían muchos casos, pero actualmente, debido a los programas de inmunización, se ha logrado disminuir su incidencia hasta que prácticamente ha desaparecido de la faz del planeta. Se aplica en combinación con otras vacunas en forma de vacuna hexavalente a los 2, 4 y 12 meses de edad, con un refuerzo a los 6 años.

Vacuna contra el Haemophilus influenza tipo b

El Haemophilus influenza tipo B es una bacteria que se encuentra distribuida universalmente y que puede causar varias enfermedades graves, especialmente en niños menores de cinco años, tales como: meningitis, neumonía, artritis, epiglotitis, pericarditis, celulitis, osteomielitis y septicemia. En vista de la gravedad de estas enfermedades se desarrolló una vacuna que utiliza una fracción de la pared celular de la bacteria, conjugada con diversas sustancias, de manera que la vacuna no contiene el germen sino parte de él y no puede causar ninguna enfermedad, solo estimular el sistema inmunológico de defensas. Se aplica en combinación con otras vacunas en forma de vacuna hexavalente a los 2, 4 y 12 meses de edad.

Vacuna contra Neumococo

El neumococo es una bacteria que puede producir infecciones graves, tales como: neumonía, meningitis, septicemia y otras, no tan severas, como la otitis o la sinusitis. Este germen se encuentra normalmente en la nariz y garganta de niños portadores sanos, quienes la trasmiten a través de la saliva y secreciones.

La vacuna contra neumococo protege eficazmente contra 13 serotipos distintos del neumococo. Se aplica por vía intramuscular en tres dosis: a los dos y cuatro meses de edad, con un refuerzo entre los once y doce meses.

Los efectos secundarios posteriores a su administración son leves, e incluyen: dolor, enrojecimiento o inflamación del sitio donde se inyectó, somnolencia, irritabilidad, pérdida del apetito o fiebre moderada.

Vacuna contra Rotavirus

El rotavirus es el principal causante de hospitalización por diarrea y deshidratación durante los primeros años de vida. Aunque la vacuna no previene la infección, disminuye su severidad y los riesgos de deshidratación y hospitalización.

Existen dos vacunas contra el rotavirus: Rotarix y Rotateq, que se administran por vía bucal a partir de las seis semanas de vida. Cuando se administra Rotarix se requieren dos dosis que se ofrecen a los dos y cuatro meses de edad. Rotateq requiere una tercera dosis, que se ofrece a los seis meses de edad.

Los efectos adversos posteriores a su administración son leves e incluyen: vómitos, diarrea o fiebre moderada. En pocos casos puede producir broncoespasmo, urticaria o invaginación intestinal. Esta última complicación se caracteriza por dolor abdominal intenso, vómitos y evacuaciones con sangre.

Vacuna contra Meningococo

El meningococo es una bacteria que causa infecciones poco frecuentes, pero sumamente graves, tales como la meningitis y septicemia, especialmente en niños pequeños y adolescentes.

Existen varios serotipos de meningococo. La vacuna contra el tipo B se aplica por vía intramuscular a los 2, 4 y 6 meses con un refuerzo entre los 12 y 15 meses de edad. La vacuna contra el tipo C se aplica a los cuatro meses, con un primer refuerzo entre los 12 y 15 meses de edad y un segundo refuerzo – que incluye otros serotipos de este germen- entre los 12 y 14 años.

Los efectos secundarios posteriores a su administración son leves, e incluyen: fiebre moderada, dolor, enrojecimiento o inflamación del sitio donde se inyectó.

Sobre el autor

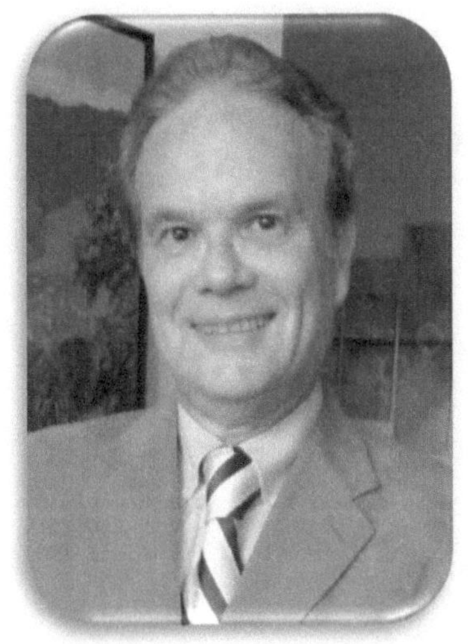

Luego de graduarse como médico, en los primeros lugares de su promoción de la Universidad Central de Venezuela, el doctor Magarici realizó curso de Postgrado en Puericultura y Pediatría y Residencia en Oncología Pediátrica en el Hospital de Niños "J.M. de Los Ríos" de Caracas.

Su consulta pediátrica ha sido complementada con la docencia, investigación y comunicación a través de trabajos científicos publicados en diversas revistas especializadas, artículos publicados en numerosos diarios y revistas venezolanas, programas y entrevistas sobre temas de pediatría transmitidas por numerosas emisoras de radio y televisión, y charlas sobre pediatría para embarazadas dictadas en varios centros de preparación psicoprofiláctica para el parto.

Fue editor de "TUPEDIATRA.COM" y "PEDIATRIA24.com", que fueron galardonados cuatro veces como mejores sitios web de salud de Venezuela.

Los padres de más de 10.000 niños atendidos en su consultorio confirman su abnegación por el bienestar infantil.